BEI GRIN MACHT SICH IHR WISSEN BEZAHLT

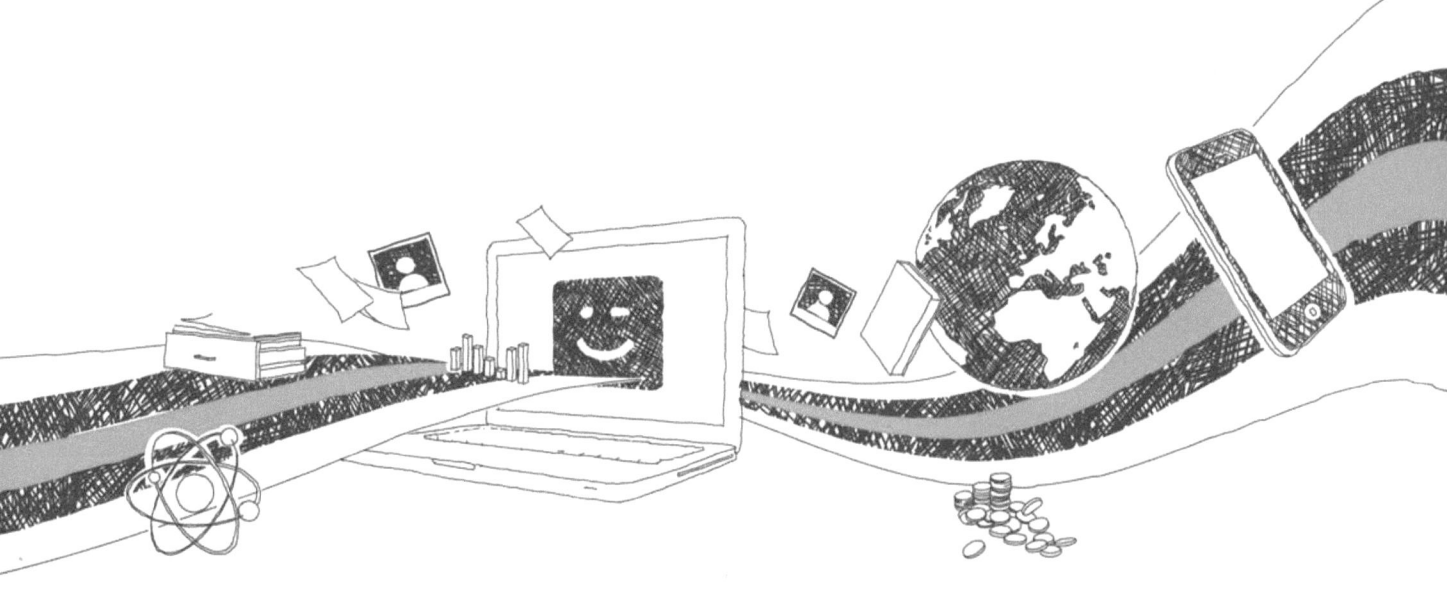
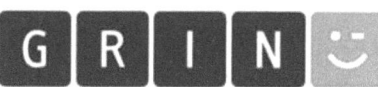

Bibliografische Information der Deutschen Nationalbibliothek:

Die Deutsche Bibliothek verzeichnet diese Publikation in der Deutschen National-bibliografie; detaillierte bibliografische Daten sind im Internet über http://dnb.d-nb.de/ abrufbar.

Impressum:

Copyright © 2017 GRIN Verlag, Open Publishing GmbH
Druck und Bindung: Books on Demand GmbH, Norderstedt Germany
ISBN: 9783668578456

Dieses Buch bei GRIN:

http://www.grin.com/de/e-book/381082/auswirkungen-auf-das-monetaere-leistungs-spektrum-der-gesetzlichen-pflegeversicherung

Julien Schauf

Auswirkungen auf das monetäre Leistungsspektrum der gesetzlichen Pflegeversicherung durch das PSG II

GRIN Verlag

GRIN - Your knowledge has value

Der GRIN Verlag publiziert seit 1998 wissenschaftliche Arbeiten von Studenten, Hochschullehrern und anderen Akademikern als eBook und gedrucktes Buch. Die Verlagswebsite www.grin.com ist die ideale Plattform zur Veröffentlichung von Hausarbeiten, Abschlussarbeiten, wissenschaftlichen Aufsätzen, Dissertationen und Fachbüchern.

Besuchen Sie uns im Internet:

http://www.grin.com/

http://www.facebook.com/grincom

http://www.twitter.com/grin_com

Fakultät für Wirtschaftswissenschaften

Auswirkungen auf das monetäre Leistungsspektrum der gesetzlichen
Pflegeversicherung durch das PSG II

Hausarbeit im Modul

Stationäre und ambulante Versorgung

eingereicht von: Julien Schauf

                            Management von Gesundheitseinrichtungen, 5 FS

Wetter, den 30. August 2017

Inhaltsverzeichnis

Abkürzungsverzeichnis

eA	eingeschränkte Alltagskompetenz
eeE	einrichtungseinheitlicher Eigenanteil
NBA	neues Begutachtungsassessment
PEA	Personen mit eingeschränkter Alltagskompetenz
PflEG	Pflegeleistungs-Entlastungsgesetz
PQsG	Pflege-Qualitätssicherungsgesetz
PSG	Pflegestärkungsgesetz
SGB	Sozialgesetzbuch

Abbildungsverzeichnis

Tabellenverzeichnis

1. Einleitung

Im Rahmen meiner Hausarbeit beschäftige ich mich mit dem Thema: „Auswirkungen auf das monetäre Leistungsspektrum der gesetzlichen Pflegeversicherung durch das PSG II". Dazu habe ich mich mit den, durch das zweite Pflegestärkungsgesetz einhergehenden, Leistungsunterschieden für Pflegebedürftige direkt vor und nach dessen Einführung auseinandergesetzt. Im Laufe der Hausarbeit soll vorrangig die Frage beantwortet werden, inwieweit sich der Leistungsanspruch eines Pflegebedürftigen durch die Einführung des PSG im Haupt- und Ergänzungsleistungsbereich verändert hat und wie sich dadurch bedingt der finanzielle Spielraum für ambulante Pflegedienste ausgeweiteten kann.

Bei dem am 01.01.2016 eingeführten zweiten Pflegestärkungsgesetz handelt es sich nicht nur um die größte Reform des insgesamt dreiteiligen Reformpaketes, sondern vielmehr sind es insgesamt die weitreichendsten Veränderungen an der gesetzlichen Pflegeversicherung seit deren Einführung im Jahr 1995.[1]

Aus diesem Grund erfolgt im zweiten Kapitel ein chronologischer Abriss der Reformen seit dem Bestehen der Pflegeversicherung. Dabei wird nicht im Detail auf die verschiedenen Reformen eingegangen, sondern es geht vielmehr um einen ersten groben Überblick über die vom Gesetzgeber anvisierten Ziele. Auch dient es dem Gesamtverständnis um nachvollziehen zu können, weshalb der Begriff der – verrichtungsbezogenen - Pflegebedürftigkeit einer kompletten Neudefinition- und Ausrichtung auch auf nicht-somatische Defizite bedurfte.[2]

Im darauffolgenden dritten Kapitel wird beschrieben wie mit den Pflegebedürftigen – welche bereits Leistungen der Pflegeversicherung nach der am 31.12.2016 gültigen Fassung erhalten haben – weiter verfahren wurde. Der Gesetzgeber hat diesen Umstand mit einem eigenen Paragraphen im SGB XI gewürdigt – der Überleitung nach §140 SGB XI.[3]
Eine gesonderte Bedeutung kommt dabei dem Umstand zu, dass kein Pflegebedürftiger schlechter gestellt werden durfte, als vor der Reform – dem Besitzstandsschutz nach §141 SGB XI. Das Kapitel endet mit einer kurzen Beschreibung der Überleitungsregelungen. Das Augenmerk dabei liegt auf dem einfachen und doppelten Sprung.

Das vierte Kapitel beinhaltet eine Deskription der Haupt- und Ergänzungsleistungen. Unter den Hauptleistungen sind Pflegegeld- und Sachleistungen, sowie die Kombinationsleistung subsummiert.[4] Ergänzungsleistungen dienen dazu die Hauptleistungen in Teilbereichen zu ergänzen, was bei der Tages- und Nachtpflege der Fall ist.
Auch wird dargestellt, welchen monetären Leistungsanspruch ein Pflegebedürftiger vor und nach der Einführung des PSG II hat. Dabei wird die Leistungshöhe nach der Fassung vom 31.12.2016, sowie die Neuordnung ab dem 01.01.2017 zu Grunde gelegt.

Die quantitative Analyse wird vollzogen, indem die Differenzen zwischen den alten und neuen Leistungsbeiträgen in eine Kreuztabelle eingetragen und dargestellt werden.

---

[1] Vgl. Bundesministerium für Gesundheit (2016)
[2] Vgl. Martin Schölkopf, H. H. (2017) S.4
[3] Vgl. hierzu und im Folgenden kv-Media (2017)
[4] Vgl. hierzu und im Folgenden BARMER (2016), S. 194-195

Im Anschluss wird anhand eines Beispielhaften ambulanten Pflegedienstes aufgezeigt, inwieweit sich der finanzielle Rahmen durch die Pflegestärkungsgesetze erweitert hat.

Das somit gewonnene Gesamtbild wird im abschließenden Fazit zusammengefasst.

2. chronologischer Abriss der historischen Entwicklung der Pflegeversicherung

Am 01.01.1995 trat die soziale Pflegeversicherung in Kraft, nachdem diese am 22.04.1994[5] im Bundestag und am 29.04.1994 im Bundesrat beschlossen wurde. Damit ist die soziale Pflegeversicherung die jüngste der insgesamt 5 Zweige der Sozialversicherung.[6]

Dem Umstand geschuldet, dass der allgemeine Betreuungsbedarf bei an demenziell und (Geronto-)psychiatrisch erkrankten Menschen im damaligen eng gefassten Pflegebedürftigkeitsbegriff keine Berücksichtigung fand, gab es bereits kurz nach dessen Einführung Kritik daran. Dabei wurde auch von führenden Experten die Notwendigkeit einer Reform begründet.[7]
Der Grund für die enge Fassung des Pflegebedürftigkeitsbegriffs lässt sich dadurch erklären, dass der Kostenkontrolle zu Beginn der Pflegeversicherung eine hohe Priorität beigemessen wurde.[8]

Die Fehlerkorrektur sollte in zwei getrennt voneinander unabhängigen Prozessen ablaufen.[9]
Im ersten Prozess ging es um Schadensbegrenzung, im zweiten um eine komplette Neudefinition des Pflegebedürftigkeitsbegriffs. Kleinere Gesetzesanpassungen, die zwischen Start der Pflegeversicherung und den jeweiligen „größeren" Reformen verabschiedet wurden, werden in der Hausarbeit nicht explizit aufgezählt, können jedoch bei Bedarf der Quellenangabe in der Fußleiste entnommen werden.[10]

Die erste größere Reform des ersten Prozesses trat am 01.01.2002 in Kraft – dabei handelte es sich um das *Pflegeleistungs-Ergänzungsgesetz – PflEG*. Da Menschen mit gerontopsychiatrischen Leiden (v.a. Demenz, psychische Erkrankung u.a.) im verrichtungsbezogenen Pflegebedürftigkeitsbegriff keine Berücksichtigung fanden, wurde primär eine verbesserte Versorgung derer im häuslichen Bereich angestrebt. Das sollte dadurch geschehen, dass der noch vorhandene finanzielle Spielraum i.H.v. 0,28 Mrd. Euro gezielt eingesetzt wird.[11]
Dazu wurde ein zusätzlicher Leistungsanspruch für Pflegebedürftige mit erheblichem Bedarf an allgemeiner Beaufsichtigung und Betreuung (PEA) im Elften Buch Sozialgesetzbuch eingeführt. Dem betroffenen Personenkreis stand damit gem. §45a SGB XI ein Anspruch auf 460€ p.a. zu, welcher für qualitätsgesicherte Betreuungsleistungen in Anspruch genommen werden konnte.
Zusätzlich sollte durch die Ausweitung von niedrigschwelligen Betreuungsleistungen zusätzliche Entlastungsmöglichkeiten geschaffen werden.[12]
Betroffene Personen die in stationären Einrichtungen untergebracht waren, profitierten nicht vom PflEG. Stattdessen wurde im Pflege-Qualitätssicherungsgesetz eine finanzielle Entlastung herbeigeführt, indem man Betreuungsleistungen mit in die Pflegesatzverhandlung

---

[5] Vgl. hierzu und im Folgenden Lenz, K. (2014)
[6] Vgl. Marburger, H. (2017), S.7
[7] Vgl. Klie, T.; Schmidt, R. (1999)
[8] Vgl. BARMER (2016), S.21
[9] Vgl. hierzu und im Folgenden Rothgang, H. (o.J.)
[10] Bäcker, G. (2017)
[11] Vgl. Deutscher Bundestag (2001), S.1-2
[12] Ebd.

aufnahm.[13]

Das darauffolgende 3 Stufige Artikelgesetz mit dem Namen *Pflegeweiterentwicklungsgesetz* (Inkrafttreten: 01.07.2008) brachte weitreichende Verbesserung der Leistungen der Pflegeversicherung mit sich. Der Leistungsanspruch von PEA erhöhte sich von 460€ p.a. auf 1200€ (Grundbetrag), sowie 2400€ (erhöhter Betrag) jährlich.[14] Auch wurde festgelegt, dass man – um Leistungen nach §45b SGB XI beziehen zu können – keine Pflegebedürftigkeit nach §§14, 15 SGB XI vorliegen musste; Sondern fortan liefen beide Varianten getrennt voneinander.[15] Weiterhin wurde eine Dynamisierung der Leistungsbeiträge zur (teil-)stationären Pflege und das Pflegezeitgesetz geschaffen.

Vor allem in Folge der Erhöhung von Geldleistungen auf 1200€/2400€ und des Herabsetzens der Voraussetzungen für die sog. Pflegestufe 0 (PEA) verfünffachten sich die Fallzahlen und verzehnfachten sich die Ausgaben.[16]

Abbildung 1: Anzahl Personen mit zusätzlichen Betreuungsleistungen

Abbildung 2: Aufsummierte Ausgaben für zusätzliche Betreuungsleistungen

(1) (2)

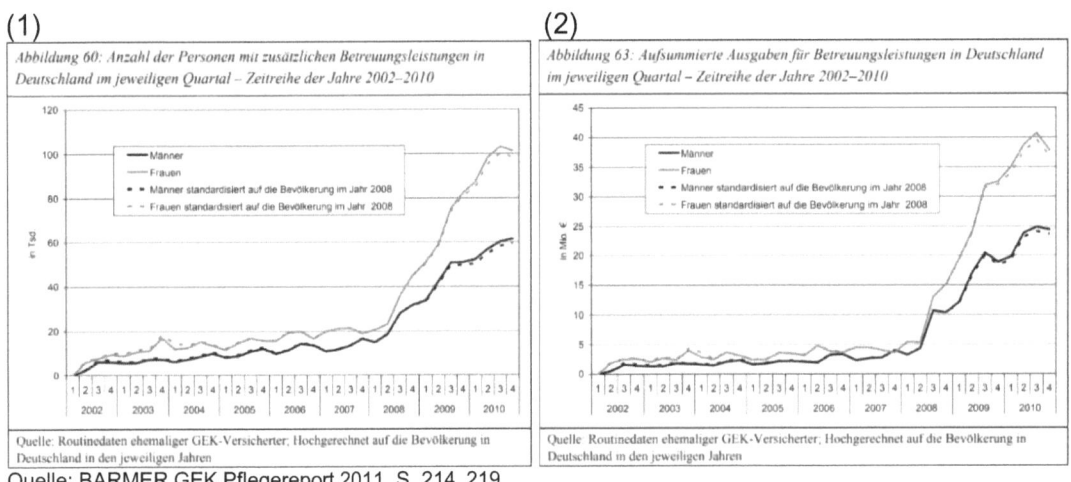

Quelle: BARMER GEK Pflegereport 2011, S. 214, 219

Durch eine Erhöhung des Beitragssatzes um 0,25 Prozentpunkte, was Mehreinnahmen von rund 2,5 Mrd. € entspricht, sollte die Finanzierung der Reform (exkl. der eingeführten Dynamisierungsregelung) bis zum Jahr 2015 sichergestellt werden.[17]

Der zweite Prozess begann im Jahr 2006, indem erstmals ein Expertenbeirat damit beauftragt wurde den bestehenden Pflegebedürftigkeitsbegriff zu überprüfen und gegebenenfalls einen umfassenden und fachlich angemessenen neuen Begriff erarbeiten sollte.
Auch wenn man mit der Reform v.a. den runderneuten Pflegebedürftigkeitsbegriff in Verbindung bringt, so begann die Reform bereits mit Einführung des *Pflegeneuausrichtungsgesetzes (PNG)*.[18]
Da die noch zu klärenden umfassenden Umsetzungsfragen zum neuen Pflegebedürftigkeitsbegriff, welche parallel zu diesem Gesetzgebungsverfahren von einem Expertenbeirat bearbeitet wurden, noch einige Zeit in Anspruch nehmen würde, bedurfte es eines Gesetzes um den zeitnahen Hilfebedarf v.a. demenziell erkrankter Menschen zu

---

[13] Vgl. Deutscher Bundestag (2001), S.8
[14] Vgl. hierzu und im Folgenden Bundesministerium der Justiz (2008), S.10
[15] a.a.O. S.9
[16] Vgl. BARMER GEK (2011), S. 214,219
[17] Vgl. Deutscher Bundestag (2007), S.2
[18] Vgl. BARMER (2016), S.21

entsprechen und schnelle Hilfsleistungen mit auf den Weg zu bringen. [19]

So geschehen mit der Einführung des *Pflegeneuausrichtungsgesetzes – PNG* (Inkrafttreten: 01.01.2013).

Erstmals hatten nun auch nicht Pflegebedürftige Personen mit eingeschränkter Alltagskompetenz gem. § 123 SGB XI Leistungsansprüche auf Haupt- und Nebenleistungen. Außerdem wurden die bereits vorhandenen Betreuungsleistungen erhöht und auf beide Personengruppen – PEA, sowie Pflegebedürftige der Stufen I-III – ausgeweitet.[20]

Im ersten PSG wurden vorrangig die Leistungen der Pflegeversicherung erhöht. Das geschah aber auch aufgrund der im §30 SGB XI hinterlegten Dynamisierungsverordnung, welche dafür sorgt, dass ca. alle 3 Jahre die Höhe der Leistungen an die derzeit geltenden Pflegekosten angepasst werden. [21] Auch wird deutlich betont, dass weiterhin der Grundsatz „ambulant vor stationär" priorisierend gefördert wird. Die Zuschüsse zu Wohnraumverbessernden Maßnahmen, sowie die Höhe und Vereinbarkeit von Kurz- und Verhinderungspflege wurden verbessert. Auch Bedürftige mit Betreuungsbedarf, jedoch ohne Pflegestufe, profitieren vom PSG I, denn diese erhalten erstmals die Möglichkeit auch Leistungen der teilstationären Tages- oder Nachtpflege, der Kurzzeitpflege, sowie zusätzliche Zuschüsse für ambulantes betreutes Wohnen und Wohngruppen zu beziehen.

Wie bereits einleitend Angekündigt handelte es sich bei den Pflegestärkungsgesetzen um das weitreichendste Reformpaket, und explizit beim PSG II um die weitreichendste Reform überhaupt. Das liegt unter anderem auch an dem Herzstück des Ganzen – dem neuen Pflegebedürftigkeitsbegriff[22], welcher nach fast 10-Jähriger Vorarbeit durch einen Expertenrat – gestartet im Jahr 2006[23], diversen wissenschaftlichen Studien und einem vorbereitenden Pflegereformgesetz am 01.01.2017 in Kraft trat.[24]

Der neugefasste Pflegebedürftigkeitsbegriff betrachtet jetzt nicht mehr nur die rein somatischen Defizite der Versicherten, sondern vielmehr wurde die Selbständigkeit als solches zum neuen Maßstab der Pflegebedürftigkeit.[25]

So führt der §14 SGB XI an:
„Pflegebedürftig ist, wer körperliche, kognitive, psychische oder gesundheitliche Belastungen nicht selbstständig kompensieren kann. Die Pflegebedürftigkeit muss auf Dauer, voraussichtlich für mindestens sechs Monate und mit mindestens der in § 15 SGB XI festgelegten Schwere bestehen."

Damit das zutreffen der gesetzlichen Definition beim individuellen Versicherten erfasst werden kann, muss zusammen mit dem neuen Pflegebedürftigkeitsbegriff auch ein neues Begutachtungsverfahren eingeführt werden: das „neue Begutachtungsassessment" (NBA).[26]

Um nun nicht nur verrichtungsbezogene Defizite abzufragen, wurde der Test so konstruiert, dass das Hauptaugenmerk auf der Selbständigen Durchführung von bestimmten Verrichtungen lag. Diese Selbständigkeit kann durch körperliche, oder aber auch durch demenziell, oder psychisch bedingte Defizite eingeschränkt sein.

Zusätzlich wurde abgefragt, ob bestimmte Fähigkeiten – vierfach abgestuft – vorhanden, bzw. nicht vorhanden war.

Insgesamt ist die Überprüfung in 6 Module untergliedert, welche auf der folgenden Grafik

---

[19] Vgl. Deutscher Bundestag (2013), S.2
[20] Vgl. BARMER (2016), S. 23
[21] Vgl. hierzu und im Folgenden Bundesministerium für Gesundheit (2017)
[22] Vgl. Jacobs, K. et al., (2016) S.263f.
[23] Vgl. BARMER (2016), S.21
[24] Vgl. Deutscher Bundestag (2015)
[25] Vgl. Jacobs, K. et al. (2016) S.140f.
[26] Vgl. hierzu und imf Folgenden MDS (2017), S.2

dargestellt werden[27]. Weiterhin soll jedoch nicht vertiefend auf das neue Begutachtungsverfahren eingegangen werden, da es nicht zielführend zur Beantwortung der in der Hausarbeit zur bearbeitenden Frage beitragen kann.

Abbildung 3: NBA - Übersicht der 6 Module

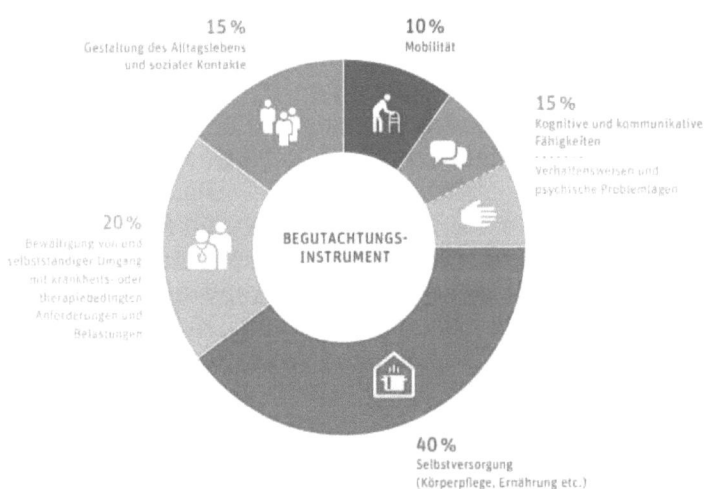

Quelle: MDS 2017, S4

Das PSG II an sich wurde bereits im Jahr 2016 eingeführt, jedoch sollten Leistungserbringer, Kostenträger und Gutachter 1 Jahr Zeit haben sich dem ganzen anzupassen, weshalb die neue Form der Begutachtung, der neuentwickelte Pflegebedürftigkeitsbegriff und die Umstellung der Leistungsbeträge aus der Pflegeversicherung erst ab dem 01.01.2017 gelten sollte.[28]

Da das PSG II als zustimmungsfreies Gesetz ausgestaltet worden war, konnte der neuentwickelte Pflegebedürftigkeitsbegriff nicht ohne weiteres auf das SGB XII übertragen werden. Hierfür war ein weiterer Gesetzesentwurf von Nöten. Das abschließende dritte PSG diente somit zur „Nacharbeit" des Vorgängergesetzes.[29] Zusätzlich zur analogen Übernahme des Pflegebedürftigkeitsbegriffes auf das Sozialhilferecht sieht es einen Ausbau kommunaler Beratungsstellen, einen weiteren Baustein für eine bessere Bezahlung der Altenpflegekräfte, sowie weitreichende Kontrollmöglichkeiten - um noch besser gegen Pflegebetrug vorgehen zu können – vor. Auch ein Recht auf Hilfe zur Pflege, die Kooperation der Pflegekassen mit den Trägern der Eingliederungshilfe und Modellklauseln zur Erprobung einer Akademisierung von Pflege- und Heilhilfsberufen gingen damit einher.[30]

---

[27] Vgl. MDS (2017), S4 ff.
[28] Vgl. Deutsches Medizinrechenzentrum (2017)
[29] Vgl. BARMER (2016), S.22
[30] Vgl. Bundesministerium für Gesundheit (2016)

Abbildung 4: Übersicht der Reformen auf einem Zeitstrahl

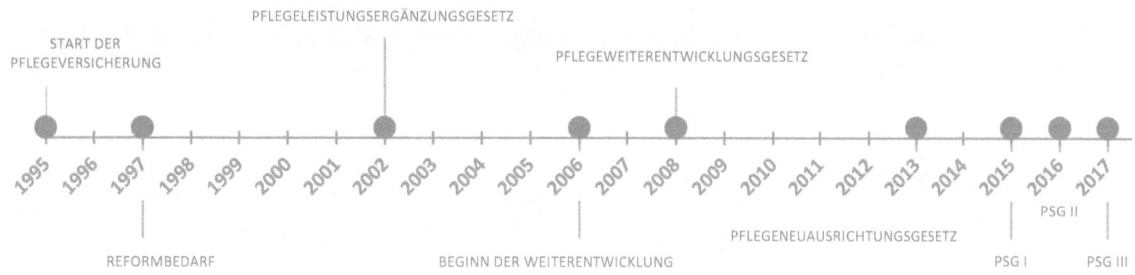

Quelle: Eigene Darstellung

3. Überleitung von Pflegestufen in Pflegegrade nach §140 SGB XI

3.1 Voraussetzungen für die Überleitung

Die von Amtswegen von den Pflegekassen vorgenommen Überleitung nach §140 SGB XI wird ohne gesondert gestellten Antrag und ohne erneute Begutachtung durch den MDK vollzogen und stellt zwei zentrale Voraussetzungen. Für eine Überleitung in einen Pflegegrad wird vorausgesetzt, dass

- in der am 31.12.2016 geltenden Fassung des SGB XI eine Pflegestufe im Sinne der §§ 14 und 15 SGB XI vorliegt oder eine erheblich eingeschränkte Alltagskompetenz entsprechend § 45a SGB XI festgestellt wurde und
- spätestens am 31.12.2016 alle Anspruchsvoraussetzungen für regelmäßig wiederkehrende Leistungen der Pflegeversicherung vorliegen.[31]

3.2 Besitzstandsschutzregelungen

Da fast allen Leistungsnehmern höhere Leistungen zustehen, sind die Besitzstandsschutzregelungen nur für einen kleinen Personenkreis von herausgehobener Bedeutung; und zwar bei denjenigen, deren aufsummierte Leistungserhöhungen nicht ausreichen um das alte Leistungsniveau zu erreichen. Das ist zum Beispiel der Fall, wenn ein Pflegebedürftiger der Pflegestufe 3 (+Härtefallregelung) eine eingeschränkte Alltagskompetenz hatte und von einem ambulanten Pflegedienst gepflegt wurde.
Vor der Reform standen diesem neben den Pflegesachleistungen zusätzliche Betreuungsleistungen i.H.v. 208€ pro Monat zu. Mit Beginn des PSG II wurden die zusätzlichen Betreuungs- und Entlastungsleistungen auf monatlich 125€ erhöht – bei vorherigen Bezug des Grundbetrages i.H.v. 104€ - respektive verringert, falls man vorher den erhöhten Betrag i.H.v. 208€ erhielt.[32]

Rechenexempel:

Keine Besitzstandsschutzregelung bei Pflegegeld-Bezug:

Pflegestufe 3 (Pflegegeld)+ Härtefallregelung + zusätzliche Betreuungsleistungen bei PEA
728€ + 208€ = 916€

---

[31] Vgl. kv-Media (2017)
[32] Ebd.

Pflegegrad 5 + Entlastungsleistungen
901€ + 125€ = 1032€

Ergebnis: Die Besitzstandsschutzregelungen greifen nicht, da dem Pflegebedürftigen 116€ an zusätzlichen Leistungen zustehen.

Aktivierte Besitzstandsschutzregelung:

Pflegestufe 3 (Pflegesachleistung -ambulanter Pflegedienst) + Härtefallregelung + zusätzliche Betreuungsleistungen bei PEA

1.995€ + 208€ = 2203€

Pflegegrad 5 + Entlastungsleistungen
1995€ + 125€ = 2120€

Ergebnis: Dem Pflegebedürftigen fehlen 83€ im Monat. Durch die Besitzstandsschutzregelung wird die Differenz von der Pflegekasse auf Dauer erstattet.[33]

Ein weiteres Anwendungsgebiet des Besitzstandsschutzes sind Preissteigerungen im stationären Umfeld durch den einrichtungseinheitlichen Eigenanteil. Beim eeE handelt es sich um das „Preisschild" einer stationären Einrichtung welcher für eine verbesserte Markttransparenz sorgen soll.[34] Vor der Reform stieg der zu zahlende Eigenanteil an, je höher die Pflegestufe war. Neu ist, dass unabhängig vom Pflegegrad der Eigenanteil gleichhoch ist. Musste also ein Bewohner mit Pflegestufe 1 beispielsweise nur einen Eigenanteil von 200€ bezahlen und mit Inkrafttreten des PSG einen von 540€ - so ist auch hier die Differenz von der Pflegekasse zu übernehmen.[35]

3.3 Überleitungsregeln

Wie bereits unter Punkt 3.1 geschildert, wurden zum 01.01.2017 alle Leistungsnehmer, die die genannten Voraussetzungen erfüllten, in einen passenden Pflegegrad übergeleitet.
Dabei wurde zwischen zwei „Sprüngen" unterschieden. Hatte ein Pflegebedürftiger lediglich eine Pflegestufe, so wurde ein einfacher Sprung vollzogen.
Beim Vorliegen einer Pflegestufe mit zusätzlicher eingeschränkter Alltagskompetenz wurden gleich 2 Stufen übersprungen (doppelter Sprung).[36]

Folgende Grafik veranschaulicht treffend das Vorgehen der Überleitung:

---

[33] Vgl. kv-Media (2017)
[34] Vgl. Bauer, B. (2017)
[35] Vgl. Sozialverband VdK (2017)
[36] Vgl. Göpfert, H. (2017)

Abbildung 5: Überleitungsregelungen

BIS 31.12.2016	AB 1.1.2017	
	OHNE EINGESCHRÄNKTE ALLTAGSKOMPETENZ STUFENSPRUNG	MIT EINGESCHRÄNKTER ALLTAGSKOMPETENZ DOPPELTER STUFENSPRUNG
Pflegestufe 0***	–	Pflegegrad 2
Pflegestufe I	Pflegegrad 2	Pflegegrad 3
Pflegestufe II	Pflegegrad 3	Pflegegrad 4
Pflegestufe III	Pflegegrad 4	Pflegegrad 5
Pflegestufe III – Härtefall	Pflegegrad 5	Pflegegrad 5

Quelle: fokus-pflegerecht.de, o.J.

4. Leistungen der Kostenträger

4.1 Hauptleistungsarten

4.1.1 Pflegesachleistung (§36 SGB XI)

Im Gegensatz zum Pflegegeld werden Beträge der Pflegesachleistung nicht direkt an den Versicherten überwiesen. Vielmehr steht den Leistungserbringern (bspw. ambulante Pflegedienste, und Sozialstationen) die Abrechnung der erbrachten Leistungen zu. Die Abrechnung erfolgt direkt zwischen Leistungserbringer und Kostenträger.[37]
Voraussetzung dafür ist, dass der Leistungserbringer einen Versorgungsvertrag mit der jeweiligen Pflegekasse abgeschlossen hat. Ohne den Abschluss eines Versorgungsvertrages ist keine direkte Abrechnung möglich; Jedoch besteht in diesem Fall die Möglichkeit das Prinzip der Kostenerstattung zu nutzen. Dabei geht der Leistungsnehmer in Vorkasse und bekommt im Anschluss bis zu 80% der Kosten durch die Pflegekasse erstattet.[38]

Der ambulante Pflegedienst übernimmt bei der häuslichen Versorgung der Pflegebedürftigen vielfältige Aufgaben wie z.B.: die Übernahme der körperbezogenen Pflege, pflegerische Betreuung und Unterstützung bei der Haushaltsführung.

Nimmt man keine Pflegesachleistungen in Anspruch, so können 40% des für den Pflegegrad zugeteilten Sachleistungsbetrag aus §36 SGB XI in Entlastungsleistungen umgewandelt werden. Betreuungsleistungen sind von dieser, im §45a Abs. 4 SGB XI hinterlegten, Option ausgeschlossen. Betreuungsleistungen können weiterhin nur über den §45b SGB XI abgerechnet werden.[39]

---

[37] Vgl. Otto Beier (o.J.)
[38] Vgl. Sandra Kolb (2017)
[39] Vgl. BARMER (2014)

Die Leistungshöhe ist in folgender Tabelle dargestellt: [40]

Tabelle 1: Höhe der Pflegesachleistungen

Pflegestufe	Leistungen bis einschl. 31.12.2016	Ab 2017 Pflegegrad	Leistungen ab 01.01.2017
0 mit EA*	231 €uro	2	689 €uro
I	468 €uro	2	689 €uro
I mit EA*	689 €uro	3	1.298 €uro
II	1.144 €uro	3	1.298 €uro
II mit EA*	1.298 €uro	4	1.612 €uro
III	1.612 €uro	4	1.612 €uro
III mit EA*	1.612 €uro	5	1.995 €uro
Härtefall	1.995 €uro	5	1.995 €uro
Härtefall mit EA*	1.995 €uro	5	1.995 €uro

EA* = Eingeschränkte Alltagskompetenz (Zum 01.01.2017 wurde die Begrifflichkeit "eingeschränkte Alltagskompetenz"
gestrichen)
Quelle: Eigene Darstellung

4.1.2 Pflegegeld (§37 SGB XI)

Das direkt an den Versicherten auszuzahlende Pflegegeld soll eine direkte und unbürokratische Hilfe zur selbständigen Beschaffung von Pflegehilfen darstellen. Da dem Versicherten das Geld frei zur Verfügung gestellt wird, erfolgt keine Kontrolle der Pflegekasse über dessen Einsatz.[41]

Bei ausschließlichen Bezug von Pflegegeld muss jedoch zusätzlich beachtet werden, dass die Versicherten einen halbjährlichen - bei Vorliegen des Pflegegrades 2 und 3 - bzw. einen vierteljährlichen – bei Vorliegen des Pflegegrades 4 und 5 - Beratungsanspruch gem. §37 Abs. 2 SGB XI haben. Nicht zu verkennen ist dabei der Umstand, dass dieser Anspruch zugleich auch eine Verpflichtung darstellt.[42]

So führt §37 Abs. 2 SGB XI an:

„Pflegebedürftige, die Pflegegeld nach Absatz 1 beziehen, haben [...] eine Beratung in der eigenen Häuslichkeit durch eine zugelassene Pflegeeinrichtung [...] abzurufen."[43]

Die Leistungshöhe ist in folgender Tabelle dargestellt:

Tabelle 2: Höhe der Pflegegeld-Leistungen

Pflegestufe	Leistungen bis einschl. 31.12.2016	Ab 2017 Pflegegrad	Leistungen ab 01.01.2017
0 mit EA*	123 €uro	2	316 €uro
I	244 €uro	2	316 €uro
I mit EA*	316 €uro	3	545 €uro
II	458 €uro	3	545 €uro
II mit EA*	545 €uro	4	728 €uro
III	728 €uro	4	728 €uro
III mit EA*	728 €uro	5	901 €uro

*EA = Eingeschränkte Alltagskompetenz (Zum 01.01.2017 wurde die Begrifflichkeit "eingeschränkte Alltagskompetenz" gestrichen)
Quelle: Eigene Darstellung

---

[40] Die folgenden Leistungsangaben (Tabelle 1 und 2) sind im §§36 Abs. 3, 37 Abs. 1 SGB XI
nachlesbar. Für die Daten der Fassung bis zum 31.12.2016 wurde auf die
Bundesrechtsdokumentation „buzer.de" zurückgegriffen.
[41] Vgl. Paaßen, G. (2016)
[42] Vgl. Paaßen, G. (2017)
[43] Vgl. §37 Abs. 2 SGB XI

4.1.3 Kombinationsleistungen (§38 SGB XI)

Nimmt ein Pflegebedürftiger neben dem Bezug von Pflegegeld zusätzliche Unterstützung eines Pflegedienstes in Anspruch, so wird der prozentual Verfügbare Anteil der Pflegesachleistung, welcher nicht durch den Pflegedienst in Anspruch genommen wurde, aufs Pflegegeld umgerechnet und an den Versicherten ausbezahlt.[44]

Rechenexempel bei vorliegendem Pflegegrad 3:

Pflegegeld: 545€
Pflegesachleistung: 1298€

Vers. Karl R. nimmt im Monat Mai 2017 80% der ihm zustehenden Pflegesachleistungen in Anspruch (1038,40€). Hat er Kombinationsleistungen beantragt, so stehen ihm jetzt noch 20% des Pflegegeldes (109€) zu.

4.2 Ergänzungsleistungen

4.2.1 Teilstationäre- und Tages/Nachtpflege (§41 SGB XI)

Bei der Teilstationären Pflege, bzw. der Tages- und Nachtpflege handelt es sich um eine Kombination aus häuslicher und stationärer Pflege.
Nicht nur direkte – pflegebedingte - Kosten, sondern auch indirekte Kosten wie z.B. der Transport zu der Pflegeeinrichtung, wird von der Pflegekasse, beschränkt auf den jeweiligen Höchstbetrag, übernommen.[45] Gem. §41 Abs. 3 SGB XI erfolgt bei Inanspruchnahme der Leistungen der teilstationären Pflege keine Anrechnung auf die anderen Leistungsarten der häuslichen Pflege.[46]

Die Leistungshöhe ist in folgender Tabelle dargestellt:[47]

Tabelle 3: Höhe der Teilstationären Leistungen

Pflegestufe	Leistungen bis einschl. 31.12.2016	Ab 2017 Pflegegrad	Leistungen ab 01.01.2017
0 mit EA*	231 €uro	2	689 €uro
I	468 €uro	2	689 €uro
I mit EA*	689 €uro	3	1.298 €uro
II	1.144 €uro	3	1.298 €uro
II mit EA*	1.298 €uro	4	1.612 €uro
III	1.612 €uro	4	1.612 €uro
III mit EA*	1.612 €uro	5	1.995 €uro

EA* = Eingeschränkte Alltagskompetenz (Zum 01.01.2017 wurde die Begrifflichkeit "eingeschränkte Alltagskompetenz" gestrichen)
Quelle: Eigene Darstellung

---

[44] Vgl. Otto Beier (o.J.a)
[45] Vgl. Rahmenvertrag teilstationäre Pflege § 75 SGB XI Baden-Württemberg S.4
[46] Vgl. Bundesministerium der Justiz (2017)
[47] Die folgenden Leistungsangaben sind im §41 Abs. 2 SGB XI nachlesbar. Für die Daten der Fassung bis zum 31.12.2016 wurde auf die Bundesrechtsdokumentation „buzer.de" zurückgegriffen.

5. Finanzielle Unterschiede vor und nach dem PSG

Die monetären Unterschiede werden, wie bereits Einleitend angekündigt, anhand einer Kreuztabelle dargestellt. In der oberen linken Ecke befindet sich jeweils die Bezeichnung für die Leistungsart. Die horizontale Achse umfasst die Merkmalsdimensionen der verschiedenen Pflegegrade, auf der Vertikalen die der Pflegestufen mit und ohne dem Merkmal der eingeschränkten Alltagskompetenz.

5.1 Pflegesachleistungen

Tabelle 4: finanzielle Unterschiede Pflegesachleistungen

Pflegesachleistung		Pflegegrad				
		1	2	3	4	5
Pflegestufen	0 + eA		458,00 €			
	I		221,00 €			
	I + eA			609,00 €		
	II			154,00 €		
	II + eA				314,00 €	
	III				0,00 €	
	III + eA					383,00 €

Quelle: §36 SGB XI, buzer.de, Eigene Berechnung

Versicherte, welche bisher keiner Pflegestufe zugeordnet waren und das Merkmal der eingeschränkten Alltagskompetenz besaßen, konnten hier eine Steigerung von 198,27% erzielen und profitierten somit -prozentual- am meisten von der Reform.

Dabei geht es vorrangig um die Personengruppe, welche zur Einführung der Pflegeversicherung am geringsten, oder auch gar nicht berücksichtigt wurde. Die Reform zielte zum großen Teil darauf ab diesem Personenkreis weitreichende Leistungsverbesserungen zuzugestehen, um die Versorgung im häuslichen Bereich noch weiter zu verbessern.[48]

Am geringsten profitierten Versicherte, welche in einer Pflegestufe 3 eingruppiert waren. Wie im Kapitel 3.2 erläutert sind hier sogar negative Konstellationen möglich, welche jedoch durch die beschriebene Besitzstandsschutzregelung aufgefangen werden.

Auch ist zu beobachten, dass PEA's mit zugehöriger Pflegestufe prozentual höher profitieren als Versicherte mit einer Pflegestufe ohne dem Merkmal der eingeschränkten Alltagskompetenz. Das ist auf den einfachen und doppelten Sprung zurückzuführen, da durch das eA-Merkmal der übernächste Grad erreicht wird.

Betrachtet man den Trendverlauf, so stellt man fest, dass dieser negativ verläuft je höher die Pflegestufe ist.

---

[48] Vgl. hierzu und im Folgenden den Ausführungen aus Kapitel 2

Abbildung 6: Prozentuale Steigerung d. Pflegesachleistungen

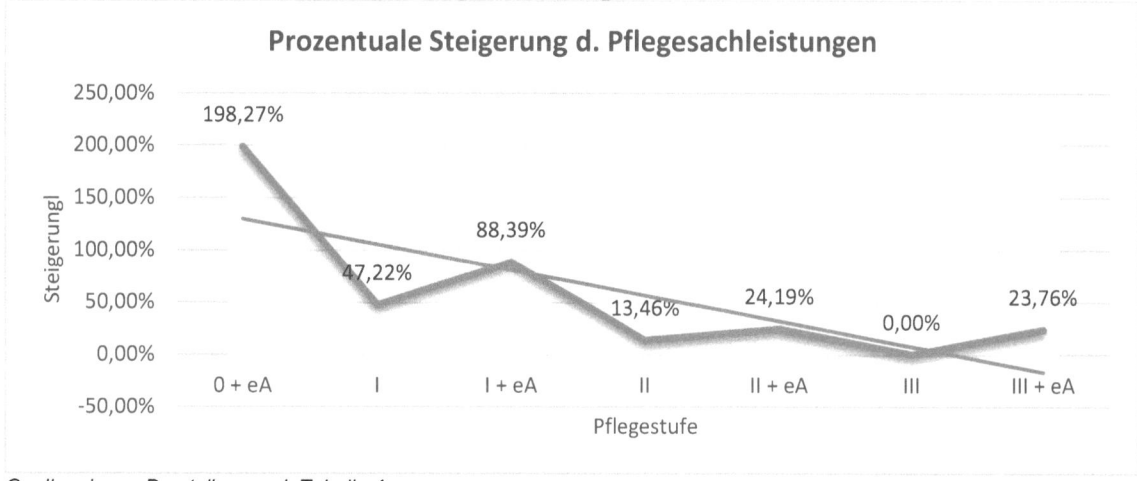

Quelle: eigene Darstellung, vgl. Tabelle 4

5.2 Pflegegeld

Tabelle 5: finanzielle Unterschiede Pflegegeld

Pflegegeld		Pflegegrad				
		1	2	3	4	5
Pflegestufen	0 + eA		193,00 €			
	I		72,00 €			
	I + eA			229,00 €		
	II			87,00 €		
	II + eA				180,00 €	
	III				0,00 €	
	III + eA					173,00 €

Quelle: §37 SGB XI, buzer.de, Eigene Berechnung

Auch bei der Leistungsart „Pflegegeld" tritt die größte Steigerung bei den Personen ohne Pflegestufe und mit eingeschränkter Alltagskompetenz ein (156,91%) und die Geringste bei Personen mit Pflegestufe 3 (0%).

Der tendenzielle Verlauf ist auch hier sinkend je höher die Pflegestufe ist.

Abbildung 7: prozentuale Steigerung d. Pflegegeldes

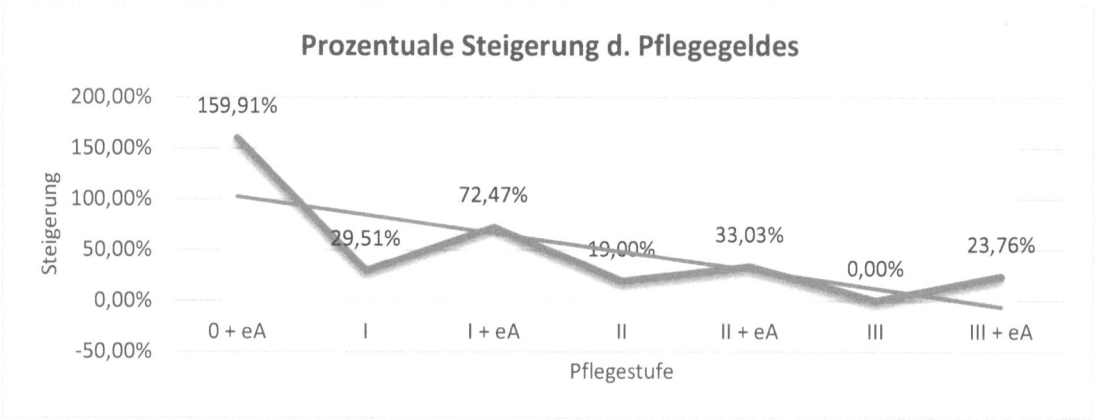

Quelle: eigene Darstellung, vgl. Tabelle 5

Die Leistungen der teilstationären Pflege sind äquivalent zu denen der Pflegesachleistungen, weswegen hier auf eine weitere Darstellung verzichtet wird.

5.3 Betriebswirtschaftliche Relevanz

Anhand eines fiktiven ambulanten Pflegedienstes soll veranschaulicht werden wie sich die Leistungsänderungen auf den maximal abzurechnenden Betrag auswirken, und welchen finanziellen Spielraum der Pflegedienst dadurch gewinnen kann.

Der fiktive Pflegedienst unterliegt folgenden Annahmen.
Im Bundesdeutschen-Schnitt werden pro Standort und pro Pflegedienst 52 Patienten von einem Pflegedienst gepflegt.[49]
Anhand der Daten vom Statistischen Bundesamt kann man ablesen, dass von den Pflegebedürftigen, die durch einen ambulanten Pflegedienst gepflegt und betreut werden, 59,1% in eine Pflegestufe I; 31,1% eine Pflegestufe II und 9,8% eine Pflegestufe III eingruppiert waren und 33% aller Pflegebedürftigen eine eingeschränkte Alltagskompetenz aufweisen.
Für den Pflegedienst ergibt sich somit folgende Aufteilung:

Tabelle 6: Patienten-Quote fiktiver Pflegedienst

Pflegestufe	Anzahl	Pflegegrad
I	20	2
I + eA	10	3
II	11	3
II + eA	5	4
III	4	4
III + eA	2	5

Quelle: Eigene Berechnung, Statistisches Bundesamt (2017) S.9f.

Berechnung:

Vor der Reform konnte der ambulante Pflegedienst monatlich folgende Pflegesachleistungen[50] abrechnen:

Tabelle 7: höchstmöglich abrechenbare Pflegesachleistungen bei Pflegestufen

Stufe	Anzahl	Einzelsumme	Insgesamt
Pflegestufe I:	20	468,00 €	9.360,00 €
Pflegestufe I + eA	10	689,00 €	6.890,00 €
Pflegestufe II	11	1.144,00 €	12.584,00 €
Pflegestufe II+ eA	5	1.298,00 €	6.490,00 €
Pflegestufe III	4	1.612,00 €	6.448,00 €
Pflegestufe III + eA	2	1.612,00 €	3.224,00 €
Summe			44.996,00 €

Quelle: Eigene Berechnung, Vgl. Tabelle 1, 6

---

[49] Vgl. hierzu und im Folgenden Statistisches Bundesamt, Pflegestatistik 2015 -Pflege im Rahmen der Pflegeversicherung - Deutschlandergebnisse 2017 S.9ff.
[50] Zusätzliche Entlastungs- und Betreuungsleistungen werden nicht mit berechnet

Nach der Reform ergibt sich bei gleichbleibenden Patientenbestand und erfolgter Überleitung gem. §140 SGB XI folgende Berechnung:

Tabelle 8: höchstmögliche abrechenbare Pflegesachleistung bei Pflegegraden

Pflegegrad	Anzahl	Einzelsumme	Insgesamt
Pflegegrad 2	20	689,00 €	13.780,00 €
Pflegegrad 3	21	1.298,00 €	27.258,00 €
Pflegegrad 4	9	1.612,00 €	14.508,00 €
Pflegegrad 5	2	1.995,00 €	3.990,00 €
Summe			59.536,00 €

Quelle: Eigene Berechnung, Vgl. Tabelle 1, 6

Die mögliche Steigerung beträgt somit 32,31%.

6. Fazit

Nach dem Bearbeiten der Hausarbeit hat sich bestätigt, dass es sich bei den Pflegestärkungsgesetzen um die größte Reformpaket der Pflegeversicherung handelt.
Dementsprechend groß scheinen auch die Erwartungen der Branche zu sein, weswegen mir bei Durchsicht der Fachliteratur aufgefallen ist, dass v.a. von Wissenschaftlern erneut Nachholbedarf an diversen Stellen gefordert wird.[51]
Auch das gesetzte Ziel, dass alle Pflegebedürftigen von der Reform profitieren, kann in dieser Radikalität jedoch nicht als erfüllt anzusehen sein.

Es ist durchaus zu erkennen, dass vor allem Menschen mit kognitiven Defiziten eine fundamentale Berücksichtigung im PSG gefunden haben und diese von nun an nicht mehr nur parallellaufend, neben den körperlich Eingeschränkten Menschen, einen erheblichen Anstieg an monetären Leistungen für sich gewinnen konnten.[52]

Anhand der Berechnungen konnte aufgezeigt werden, dass vor allem die oben genannte Personengruppe der PEA's überproportional vom PSG profitieren konnte.
Bei den Pflegesachleistungen (inkl. Der Tages- und Nachtpflege) stieg der Leistungsanspruch eines ehemaligen „Pflegestufe 0+eA"-Bedürftigen um 189,27% auf 689€ und bei den Pflegegeldleistungen um 159,91% auf 316€.
Auch ist zu beachten, dass Pflegebedürftige mit einer Kombination aus Pflegestufe und dem Merkmal der eA größere und überproportionale Leistungserhöhungen durch die Reform erhalten, als diejenigen ohne dem Merkmal der eA.
Das ist darauf zurückzuführen, dass bei Vorliegen einer eA ein doppelter Stufensprung vollzogen wird.
Unterproportional konnten hingegen Pflegebedürftige profitieren, die eine Pflegestufe 3 mit eA vorzuweisen hatten.
Gerade die Tatsache, dass der Pflegegrad III mit eA nur unterproportional von dem PSG profitiert, ist durch den grundsätzlich negativ verlaufenden Trend zu erklären; Denn es ist erkennbar, dass die prozentualen – also das Verhältnis zwischen der alten zur neuen Geldleistung - Zugewinne abfallen, je höher die Pflegestufe ist.

Um diese Erkenntnisse in die betriebliche Realität zu überführen wurde das Zahlenwerk auf einen fiktiven-durchschnittlichen ambulanten Pflegedienst übertragen. Es konnte gezeigt werden, dass sich der finanzielle Spielraum um 32,31% vergrößert. Somit entstehen hier weitere Reserven und Chance um ggf. noch Qualitätsorientiertere Pflege leisten zu können als bisher geschehen.

---

[51] Vgl. dazu Jacobs, K. et al. (2016) S.264ff.
[52] Vgl. dazu Kapitel 2 S.4 i.V.m. den Berechnungen aus Kapitel 5

Literaturverzeichnis

Bäcker, Gerhard [2017], Chronologie der Pflegeversicherung. Online verfügbar unter
http://www.sozialpolitik-aktuell.de/tl_files/sozialpolitik-
aktuell/_Politikfelder/Gesundheitswesen/Dokumente/Chronologie_Pflegeversicherung.
pdf, zuletzt geprüft am 07.08.2017.

BARMER GEK [2011]: Pflegereport. Online verfügbar unter
https://www.barmer.de/blob/36478/8f99f0162bf71f2da6f7c5865227e61f/data/pdf-
pflegereport-2011.pdf, zuletzt geprüft am 07.08.2017.

BARMER [2014], Pflegesachleistung, online im Internet unter
https://www.barmer.de/pflege/pflege/leistungen/pflege-zu-
hause/pflegesachleistung/pflegesachleistung-7260 [Stand 2017-08-14]

BARMER [2016], Pflegereport, Band 42. Online verfügbar unter
https://www.barmer.de/blob/78790/0720c8da40db7607fbc3781ae7640035/data/pdf-
barmer-gek-pflegereport-2016-schriftenreihe.pdf, zuletzt geprüft am 17.08.2017.

Bauer, Benedikt [2017]: Der Einrichtungseinheitliche Eigenanteil. Online verfügbar unter
http://www.gesundheitskongresse.de/berlin/2017/dokumente/praesentationen/Tybusse
k-Kai---Der-Einrichtungseinheitliche-Eigenanteil.pdf, zuletzt geprüft am 13.08.2017.

Bundesministerium der Justiz [2008]: Bundesgesetzblatt Teil 1, Nr. 20. Online verfügbar
unter:
https://www.bgbl.de/xaver/bgbl/media/B47C54DF12851E9CF59AFB0E7AAE1760/bgbl
108s0874_21095.pdf, zuletzt geprüft am 17.08.2017.

Bundesministerium der Justiz [2017], nachzulesen unter dem §41 Abs. 3 SGB XI

Bundesministerium für Gesundheit [2016], Die Pflegestärkungsgesetze - Hintergründe zu
den Neuregelungen in der Pflege, online im Internet unter
https://www.bundesgesundheitsministerium.de/themen/pflege/die-
pflegestaerkungsgesetze.html [Stand 2017-08-10]

Bundesministerium für Gesundheit [2017], Erstes Pflegestärkungsgesetz (PSG I), online im
Internet unter https://www.bundesgesundheitsministerium.de/service/begriffe-von-a-
z/p/pflegestaerkungsgesetz-erstes-psg-i.html [Stand 2017-08-10]

Deutscher Bundestag [2001]: Gesetzesentwurf Pflegeleistungs-Ergänzungsgesetz. Online
verfügbar unter http://dip21.bundestag.de/dip21/btd/14/069/1406949.pdf, zuletzt
geprüft am 11.08.2017.

Deutscher Bundestag [2007]: Gesetzesentwurf Pflege-Weiterentwicklungsgesetz. Online
verfügbar unter http://dipbt.bundestag.de/doc/btd/16/074/1607439.pdf, zuletzt geprüft
am 11.08.2017.

Deutscher Bundestag [2013]: Gesetzesentwurf Pflege-Neuausrichtungs-Gesetz – PNG.
Online verfügbar unter http://dip21.bundestag.de/dip21/btd/17/093/1709369.pdf, zuletzt
geprüft am 11.08.2017.

Deutscher Bundestag [2015], Innenpolitik, online im Internet unter http://www.das-
parlament.de/2015/40/innenpolitik/-/389328 [Stand 2017-08-10]

Deutsches Medizinrechenzentrum [2017], PSG-II Pflegestärkungsgesetz, online im Internet
unter https://www.dmrz.de/psg-ii-pflegestaerkungsgesetz-2-beschlossen.html [Stand
2017-08-10]

Göpfert, Helmut [2017], Überleitung von Pflegestufen in Pflegegrade, online im Internet unter
https://sozialversicherung-kompetent.de/pflegeversicherung/leistungsrecht-ab-
2017/672-ueberleitung-von-pflegestufen-in-pflegegrade.html [Stand 2017-08-13]

Jacobs, Klaus; Kuhlmey, Adelheid; Greß, Stefan; Klauber, Jürgen; Schwinger, Antje (Hg.)
[2016]: Pflege-Report 2016. Schwerpunkt: Die Pflegenden im Fokus. (ISBN:
9783794590025) Stuttgart: Schattauer GmbH.

Klie, Thomas; Schmidt, Roland [1999], Die Pflegeversicherung ist unter strategisch-politischen Gesichtspunkten ein großer Erfolg, allerdings besteht Reformbedarf! in: Theorie und Praxis der sozialen Arbeit, 2 (1999), S. 48–53

kv-Media [2017], Pflegereform 2016-2017 - Zweites und Drittes Pflegestärkungsgesetz - PSG II und III - Leistungsausweitung für Pflegebedürftige ab 01.01.2017, online im Internet unter http://www.kv-media.de/pflegereform-2016-2017.php [Stand 2017-08-06]

Lenz, Kristin [2014], Deutscher Bundestag - Vor 20 Jahren: Ja zum Pflege-Versicherungsgesetz, online im Internet unter http://www.bundestag.de/dokumente/textarchiv/2014/50651997_kw17_kalenderblatt_pflegeversicherung/217014 [Stand 2017-08-28]

Marburger, Horst [2017], SGB XI - Soziale Pflegeversicherung, Textausgabe mit praxisorientierter Einführung, 9. Aufl., (ISBN: 978-3-8029-7305-5) Regensburg: Walhalla

Martin Schölkopf, Heike Hoffer [2017], Dauerbaustelle Pflege: die Diskussionen um Pflegebedürftigkeit in der Sozialversicherung von den 1960er-Jahren bis heute, in: ARCHIV für Wissenschaft und Praxis der sozialen Arbeit, Heft 03/2017

MDS [2017], Die Selbstständigkeit als neues Maß der Pflegebedürftigkeit, online im Internet unter https://www.mds-ev.de/uploads/media/downloads/Fachinfo_PSG_II.pdf.pdf [Stand 2017-08-22]

Rahmenvertrag teilstationäre Pflege § 75 SGB XI Baden-Württemberg [2012].

Otto Beier [o.J.], Kombinationspflege, online im Internet unter https://www.pflege-durch-angehoerige.de/kombinationspflege/ [Stand 2017-08-14]

Otto Beier [o.J.], Pflegegeld – Was Sie wissen und beachten sollten › Pflege durch Angehörige, online im Internet unter https://www.pflege-durch-angehoerige.de/pflegegeld/#Was_ist_der_Unterschied_zwischen_Pflegegeld_und_Pflegesachleistung [Stand 2017-08-14]

Paaßen, Georg [2016], Pflegeversicherung -:- Pflegegeld, online im Internet unter http://www.pflegestufe.info/stichworte/pflegegeld.html [Stand 2017-08-14]

Paaßen, Georg [2017], www.pflegegrad.info - Stichwort | Beratung, online im Internet unter https://www.pflegegrad.info/stichworte/beratung.php [Stand 2017-08-14]

Rothgang, Heinz [o.J.] : Seniorenfachtagung. Online verfügbar unter http://www.dbb.de/fileadmin/pdfs/2015/151102_seniorenfachtagung_vortrag_rothgang.pdf, zuletzt geprüft am 08.08.2017.

Sandra Kolb [2017], Pflegesachleistung - Soziales & Recht, online im Internet unter http://www.betanet.de/betanet/soziales_recht/Pflegesachleistung-315.html [Stand 2017-08-14]

Sozialverband VdK Rheinland-Pfalz e.V. [2017], Einheitlicher Eigenanteil und Bestandsschutz | Sozialverband VdK Rheinland-Pfalz e.V., online im Internet unter https://www.vdk.de/rheinland-pfalz/pages/72186/einheitlicher_eigenanteil_und_bestandsschutz [Stand 2017-08-13]

Statistisches Bundesamt [2017], Pflegestatistik 2015 -Pflege im Rahmen der Pflegeversicherung - Deutschlandergebnisse, online im Internet unter https://www.destatis.de/DE/Publikationen/Thematisch/Gesundheit/Pflege/PflegeDeutschlandergebnisse5224001159004.pdf?__blob=publicationFile [Stand 2017-08-30]

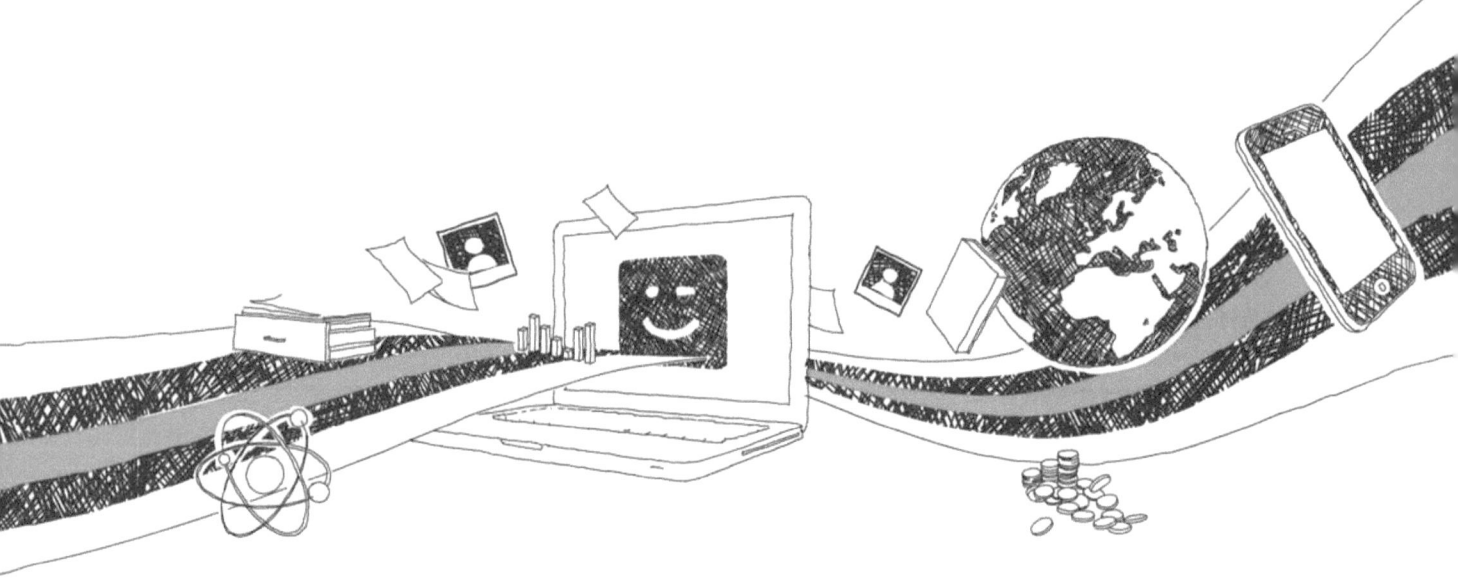
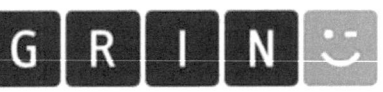